AF392807

DE LA

MORT SUBITE

PAR

LE Dr LACASSAGNE

PROFESSEUR DE MÉDECINE LÉGALE A LA FACULTÉ DE MÉDECINE
DE LYON

*(**EXTRAIT** du Journal **LA PROVINCE MÉDICALE**)*

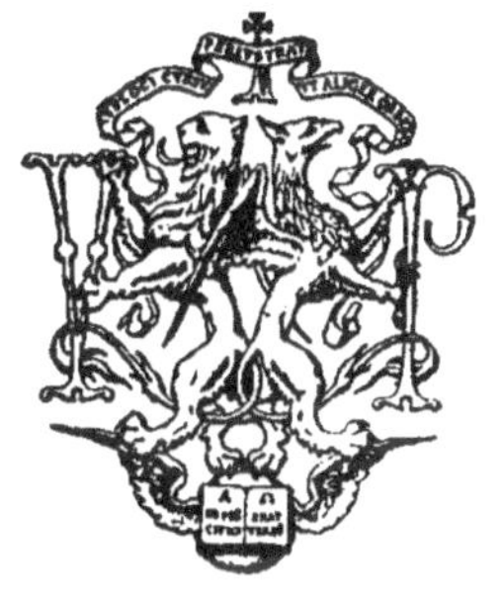

LYON

IMPRIMERIE VITTE ET PERRUSSEL

80, rue Condé, 80

1888

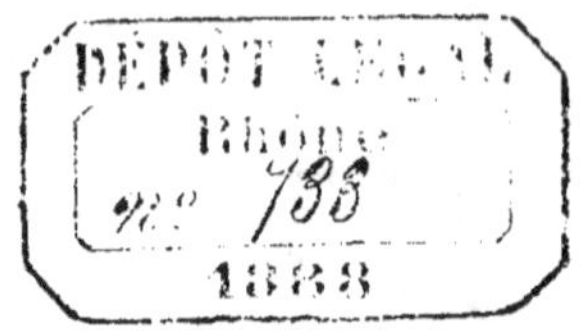

DE LA MORT SUBITE

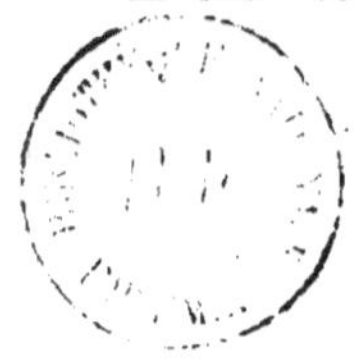

Messieurs,

Pour la première conférence médico-légale à laquelle vous assistez à la Morgue, je vais pratiquer devant vous l'autopsie d'un individu mort subitement.

L'usage réserve le nom de « mort subite » aux effets rapides et imprévus de cause interne ou pathologique, en dehors de toute action mécanique ou toxique. On ne doit pas attribuer au mot subite le sens d'instantané, car, suivant la remarque du Dr Baptiste (1), les décès survenus dans ces conditions sont d'une rareté telle que la question de la mort subite, prise dans un sens aussi étroit, n'aurait aucune importance pathologique ou médico-légale.

En jetant les yeux sur les comptes rendus de la statistique de la justice criminelle on peut étudier la marche des morts subites. Elles ont presque triplé depuis 1835. En 1886, elles ont atteint en France le chiffre de 2.050 (1.553 hommes et 497 femmes) et dans le département

(1) Des morts subites ou rapides par les lésions spontanées des organes abdominaux au point de vue médico-judiciaire. *Thèse de Lyon* (Laboratoire de méd. lég.), 1883.

du Rhône celui de 23. Nous devons ajouter, pour expliquer cette continuelle ascension dans la courbe des morts subites, que de nos jours les relevés de la statistique sont beaucoup plus fidèles, et que, d'autre part, quelques médecins ont pu, dans l'intérêt de la famille, relater, sous la rubrique de mort subite, des cas de suicide.

La statistique nous montre aussi la différence considérable qui existe dans la fréquence des morts subites envisagées sous le rapport du *sexe*. Sur 53 cas soumis à mon observation et à celle des docteurs H. Coutagne et P. Bernard, 18 seulement appartenaient au sexe féminin.

C'est de 50 à 60 *ans* que les morts subites sont les plus communes ; elles sont très rares avant 20 ans, et à ce point de vue, l'observation que nous relaterons plus loin est d'un intérêt exceptionnel.

Quant à la fréquence des morts subites pendant les diverses saisons, il est impossible de poser à ce sujet des règles positives. On admet généralement que ces morts sont plus fréquentes dans les mois froids et on fait, à juste titre, intervenir l'influence du printemps et les changements brusques de température et de pression. L'ivresse, le froid, la chaleur, etc., sont autant de causes qui prédisposent à la mort subite.

Dans la mort subite, on meurt, d'après les ouvrages classiques, soit par le cerveau, soit par le poumon, soit par le cœur. Quel est l'organe dont les maladies donnent le plus souvent naissance aux morts subites ? On a tour à tour incriminé les fonctions du cerveau et les organes de la circulation et de la respiration. Le travail de Devergie dans les *Annales d'hygiène publique* de 1838, a consacré la prédominance des affections pulmonaires.

C'est aussi l'avis de M. le professeur Tourdes (1) ; mais, contrairement au précédent médecin légiste, il croit que le cœur joue dans la mort subite un rôle considérable. Il faut bien dire qu'à l'époque de Devergie les affections du cœur étaient peu connues ; ce sont surtout les travaux d'Aran et de Mauriac, etc., qui ont montré l'influence de l'athérome et des lésions d'orifice dans la mort subite. D'autre part, il est certain que de nos jours, par les progrès de l'alcoolisme, les affections du cœur, des gros vaisseaux et des reins ont augmenté de fréquence.

Quoi qu'il en soit, d'après nos statistiques, qui malheureusement n'embrassent qu'un nombre de faits restreint, le cœur joue un rôle prépondérant dans la mort subite, tant comme cause efficiente que comme cause prédisposante. Il est certain qu'un grand nombre de congestions ou d'apoplexies pulmonaires ont été préparées par des maladies antérieures et souvent latentes de l'appareil circulatoire ou qu'elles sont encore sous la dépendance d'une cause dont nous parlerons bientôt.

Dans les cas de congestion pulmonaire ou d'apoplexie, je tiens à insister sur un état particulier que présentent les poumons et auquel j'ai donné le nom d'*œdème carminé aigu*. Les poumons sont volumineux, emphysémateux : à la coupe, les parties sont hyperémiées et offrent, par îlots, une teinte rouge vermillon absolument caractéristique. Il semble qu'il y a là comme une mise en liberté de l'hémoglobine, qui, au contact de l'air, donne au tissu pulmonaire cette teinte spéciale. Quand on

(1) Article « Mort Subite » dans le *Dictionnaire des sciences médicales*.

presse le poumon, on fait sourdre des alvéoles une écume abondante.

J'ai observé un seul cas de mort subite par arrêt des fonctions du cerveau : il s'agissait d'une hémorragie cérébelleuse.

Et, à ce propos, j'ai été témoin d'un fait dont je veux vous dire quelques mots. Il se rattache à notre sujet, puisqu'il donna lieu à un diagnostic de mort subite. Il s'agit d'un individu qui, après une scène de famille, sortit de son appartement et, peu de temps après, fut trouvé mort dans l'escalier. Sur le corps il n'existait aucune trace de violence. A l'autopsie, je constatai une petite fissure du crâne avec déchirure de l'arachnoïde. J'attribue à cette lésion des méninges la soudaineté de la mort chez cet individu. On ne peut, en effet, la rattacher à la fissure du crâne, car tout le monde sait qu'un blessé peut vivre des jours et des semaines avec des fractures multiples de la boîte osseuse, et je vous rappellerai le cas de Moiroud, de Saint-Romain-au-Mont-d'Or, qui vécut huit jours avec un véritable écrasement du crâne. En effet, les fractures de la boîte osseuse, sans commotion cérébrale ou retentissement méningé ne sont pas graves.

Je dois insister maintenant sur deux conditions qui favorisent étrangement la mort subite, et que vous ne trouverez pas signalées dans les auteurs. Je veux parler des *adhérences pleurales* et de la *réplétion de l'estomac*.

Les adhérences pleurales sont extrêmement fréquentes chez les individus qui meurent subitement. On les rencontre dans la proportion de 80 p. 100. Les individus dont les poumons sont ainsi emprisonnés comme dans un corset sont en imminence de mort subite. Par la gêne qu'elles apportent à la libre dilatation de la cage thoracique, ces adhérences favorisent singulièrement les syncopes.

Il en est de même de l'état de plénitude de l'estomac, qui entrave la circulation et peut donner lieu à des congestions pulmonaires ou cérébrales. D'autres fois, chez les individus atteints de lésions cardiaques, le travail de la digestion occasionne des syncopes mortelles.

Je crois que l'estomac mérite de plus en plus le nom de quatrième cavité, que je lui ai donné à cause de son importance médico-légale. Il est. comme vous le savez, le centre de phénomènes réflexes et vaso-moteurs de premier ordre. Sous l'influence d'une digestion difficile, d'un aliment qui ne passe pas, il se produit des toux convulsives, de l'oppression, de la dyspnée, et d'autres fois des accès d'asthme ou même des convulsions. L'estomac est donc le point de départ du réflexe qui, par l'intermédiaire du pneumogastrique, détermine des modifications dans la circulation pulmonaire et, chez les individus à adhérences pleurales, il surviendra alors des congestions et de l'œdème. Je crois même qu'on reconnaîtra que les cas primitifs de mort subite d'origine pulmonaire sont rares et que ces morts-là ne sont que secondaires. Les organes qui donnent lieu à la mort subite seraient. par ordre de fréquence : le cœur, l'estomac, les poumons et le cerveau.

Nous allons maintenant procéder à l'autopsie du cadavre que vous avez sous les yeux. Il s'agit d'un jeune homme qui est mort subitement en entrant dans la pharmacie de la rue de la République n° 3.

A. Examen externe :

Le corps est celui d'un jeune homme paraissant âgé de 16 à 20 ans. La figure est imberbe. Les cheveux ont une coloration châtain clair. Les paupières sont entr'ouvertes, les pupilles dilatées surtout du côté droit. Les lèvres sont bleuâtres et la muqueuse buccale est blanchâtre. Une teinte jaune de cire est répandue sur tout le corps. Pas d'écoulement par le nez, la bouche et les oreilles. Le cou est gros et il y a un peu d'hypertrophie du corps thyroïde. Pas d'exophtalmie. Rien à noter sur la poitrine. Tache verdâtre de putréfaction dans la fosse iliaque droite. Les organes génitaux sont peu développés et en rapport avec les caractères d'infantilisme du sujet. Au méat urinaire, léger suintement ne paraissant pas de nature spermatique ou purulente. Taches rose clair à la face interne des cuisses. Les pieds sont colorés en rouge par les chaussettes. Les mains sont celles d'un garçon boucher ou charcutier : il y a de nombreuses coupures sur la main gauche. Sur la face externe de l'index droit callosité à l'union de la seconde et de la troisième phalange, à la partie postérieure du corps, coloration rougeâtre de décubitus. La rigité cadavérique, produite surtout par le froid est très prononcée.

B. Examen interne :

1° A l'ouverture de la poitrine, nous trouvons des adhérences pleurales, peu solides à gauche, mais très fortes à droite. Les poumons sont volumineux, très lourds, sans taches de Tardieu à leur surface. Il existe de l'emphysème aux sommets. A la palpation, ils donnent une sensation cotonneuse. A la coupe, congestion intense avec œdème carminé. Par la pression on fait sourdre des alvéoles une grande quantité de mousse rosée.

2° Le cœur paraît sain. On trouve une petite plaque hémorragique à la face externe du ventricule gauche. Le cœur droit contient une assez grande quantité de sang noir liquide et quelques petits caillots. Le cœur gauche est presque vide. Rien aux valvules.

3° L'estomac est volumineux, il renferme une pleine assiettée d'une pâte chymeuse fluide exhalant une odeur vineuse, et dans laquelle on retrouve des débris de pain, de fromage et de viande en pleine voie de digestion.

4° Les reins et le foie sont congestionnés. La rate est plutôt anémiée.

5° Le crâne n'a pas été ouvert, les causes de la mort étant suffisamment connues et la famille pouvant réclamer le corps.

6° Des crevés pratiqués sur toute la surface du cadavre, ne permettent pas de constater la présence d'ecchymoses profondes.

Conclusions. L'inconnu dont nous venons de pratiquer l'autopsie, a succombé à une asphyxie survenue à la suite d'une congestion intense des poumons. La mort a été favorisée par la présence d'adhérences pleurales qui diminuaient le champ respiratoire et par l'état de réplétion de l'estomac. La mort est survenue une heure environ après le dernier repas.

Par une heureuse coïncidence, l'autopsie que nous venons de pratiquer est venue corroborer les points principaux sur lesquels j'ai insisté dans mes considérations préliminaires sur la mort subite. Nous avons, en effet, trouvé la congestion du poumon avec l'œdème

carminé aigu, les adhérences pleurales et la réplétion
de l'estomac.

Avant de terminer, je tiens à vous convaincre de
l'impossibilité où se trouve le médecin de diagnostiquer
par le seul examen extérieur du cadavre la cause d'une
mort subite. La tendance avec laquelle le public se plait
à attribuer à des causes vulgaires (*rupture d'un ané-
vrysme*, embolie pulmonaire ou apoplexie cérébrale selon
la théorie médicale à la mode) la mort qui survient
d'une manière subite, se retrouve malheureusement
dans les bulletins de décès que dressent chaque jour
la plupart des médecins, après une simple levée de
corps. L'autopsie seule lèvera le plus souvent tous les
doutes, ou permettra tout au moins d'éviter des suppo-
sitions mal fondées. En conséquence, le médecin appelé
à constater le décès d'une personne morte subitement,
devra se borner à déclarer la mort, à relater la présence
ou l'absence de traces de violence, à préciser la date de
la mort, et, dans les cas suspects, il devra réclamer
l'autopsie. En agissant ainsi, il mettra à couvert sa
responsabilité et ne sacrifiera pas à une déplorable tendance contre laquelle on ne saurait trop s'élever.

(Leçon recueillie et rédigée par le Dr Paul BERNARD.)

Lyon. — Imp. Générale VITTE et PERRUSSEL, rue Condé, 30.